北京儿童医院
BEIJING CHILDREN'S HOSPITAL

福棠儿童医学发展研究中心
FUTANG RESEARCH CENTER
OF PEDIATRIC DEVELOPMENT

儿童健康好帮手

新生儿外科疾病分册

总主编 倪 鑫 沈 颖

主 编 陈永卫 唐维兵

编 者（按姓氏笔画排序）

吕小逢 南京医科大学附属儿童医院

华凯云 首都医科大学附属北京儿童医院

刘 翔 安徽省儿童医院

李 微 南京医科大学附属儿童医院

李樱子 首都医科大学附属北京儿童医院

陈永卫 首都医科大学附属北京儿童医院

唐维兵 南京医科大学附属儿童医院

蒋维维 南京医科大学附属儿童医院

路长贵 南京医科大学附属儿童医院

人民卫生出版社

图书在版编目（CIP）数据

儿童健康好帮手. 新生儿外科疾病分册 / 陈永卫，唐维兵主编. —北京：人民卫生出版社，2020

ISBN 978-7-117-29313-6

Ⅰ.①儿… Ⅱ.①陈…②唐… Ⅲ.①儿童 – 保健 – 问题解答②新生儿疾病 – 外科 – 诊疗 – 问题解答 Ⅳ.①R179–44②R726–44

中国版本图书馆 CIP 数据核字（2020）第 075368 号

| 人卫智网 | www.ipmph.com | 医学教育、学术、考试、健康，购书智慧智能综合服务平台 |
| 人卫官网 | www.pmph.com | 人卫官方资讯发布平台 |

儿童健康好帮手——新生儿外科疾病分册

主　　编：陈永卫　唐维兵
出版发行：人民卫生出版社（中继线 010-59780011）
地　　址：北京市朝阳区潘家园南里 19 号
邮　　编：100021
E - mail：pmph @ pmph.com
购书热线：010-59787592　010-59787584　010-65264830
印　　刷：北京顶佳世纪印刷有限公司
经　　销：新华书店
开　　本：787 × 1092　1/32　印张：4
字　　数：62 千字
版　　次：2020 年 7 月第 1 版　2020 年 7 月第 1 版第 1 次印刷
标准书号：ISBN 978-7-117-29313-6
定　　价：29.00 元
打击盗版举报电话：010-59787491　E-mail：WQ @ pmph.com
质量问题联系电话：010-59787234　E-mail：zhiliang @ pmph.com

总序

　　2016年5月，国家卫生和计划生育委员会（现称为国家卫生健康委员会）等六部委联合印发《关于加强儿童医疗卫生服务改革与发展的意见》的文件，其中指出：儿童健康事关家庭幸福和民族未来。加强儿童医疗卫生服务改革与发展，是健康中国建设和卫生事业发展的重要内容，对于保障和改善民生、提高全民健康素质具有重要意义。文件中对促进儿童预防保健提出了明确要求，开展健康知识和疾病预防知识宣传，提高家庭儿童保健意识是其中一项重要举措。

　　为进一步做好儿童健康知识普及与宣教工作，由国家儿童医学中心依托单位——首都医科大学附属北京儿童医院牵头，联合福棠儿童医学发展研究中心20家医院知名专家，共同编写了"儿童健康好帮手"系列丛书。本套丛书共计22分册，涵盖了儿科22个亚专业中的常见疾病。

本套丛书从儿童常见疾病及家庭常见儿童健康问题入手，以在家庭保健、门诊就医、住院治疗等过程中家长最关切的问题为重点，以图文并茂的形式，从百姓的视角，用通俗易懂的语言进行编写，集科学性、实用性、通俗性于一体。

本套丛书可作为家庭日常学习使用，也可用于家长在儿童患病时了解更多疾病和就医的相关知识。本套丛书既是家庭育儿的好帮手，也是临床医生进行健康宣教的好帮手。希望本套丛书能够在满足儿童健康成长，提升身体素质、和谐医患关系等方面发挥更大的作用！

总主编
2020 年 6 月

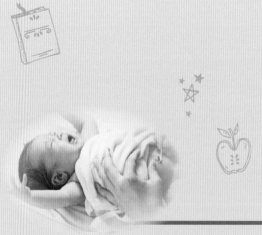

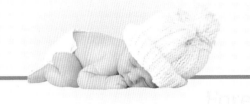

前言

新生儿期是一个特殊的时期,有些新手父母在懵懵懂懂、忙忙碌碌中就度过了,回首时会觉得仿佛如一瞬之间,但也有些父母倍感焦虑,会有很多疑问:"孩子怎么拉肚子了? 一天拉几次才对? 孩子怎么吐了? 其他的孩子怎么比我们重这么多?"类似这样的问题,希望我们这本书能帮助您解答。通过阅读本书,您将了解一些新生儿期常见的"小问题",通常都是一些生理现象,随着生长发育就会消失,也许能缓解您的焦虑。

同样,我们在门诊、病房遇到的新生儿的各种问题,在这本书中也有介绍。家长在门诊或病房治疗之余阅读本书,会对医生的说法和治疗方法有更深入的了解,会对患儿今后的治疗、随访有很大帮助。

本书选择新生儿在家庭护理、外科疾病诊疗过程中家长最为关心的、医务人员需要反复沟通解释的常见问题,全书共分为三部分:家庭健康教育指导、门诊健康教育指导、住院患儿健康教育指导。本书适用于所有新生儿家长,也可作为儿科医师、保健工作者及基层医务人员的教材和参考书。让我们一起为儿童的健康成长保驾护航!

在此一并感谢参与本书编写专家们的辛勤付出。不足之处恳请广大读者提出宝贵意见和建议。

陈永卫　唐维兵
2020 年 6 月

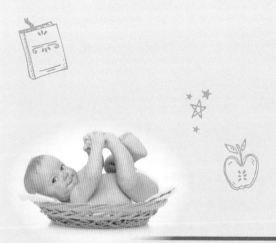

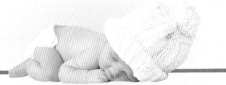

目录

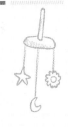

1 PART 1
家庭健康教育指导

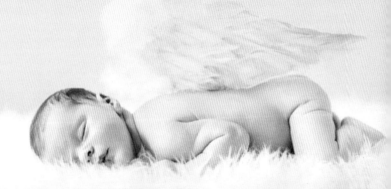

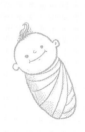

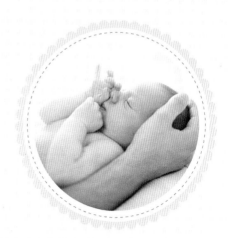

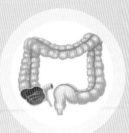

49 PART 3
住院患儿健康教育指导

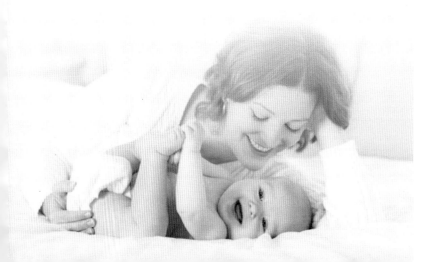

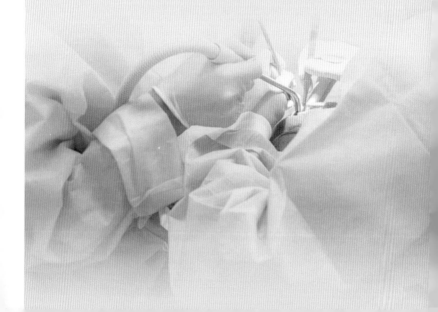

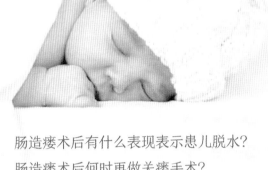

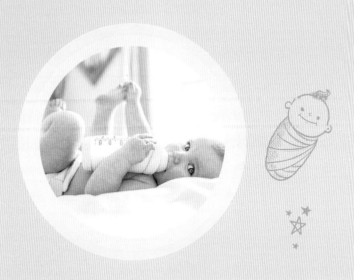

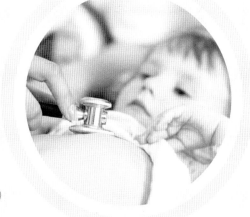

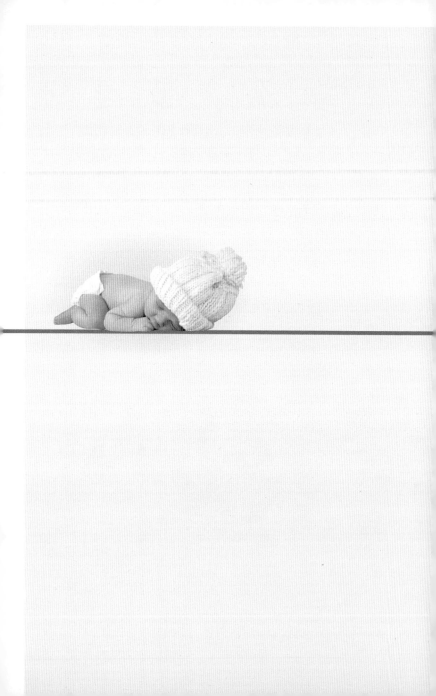

PART 1

家庭健康教育指导

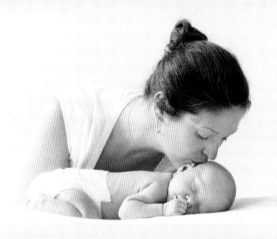

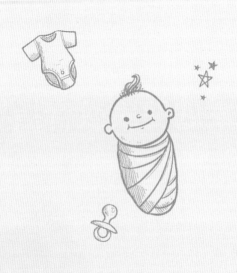

新生儿胎便何时排出？
如何判断排出异常？

新生儿一般 24 小时内会排出墨绿色黏稠状的胎便，如 24 小时仍未排出胎便，应注意有无消化道畸形。

胎便是婴儿在母体内就已经形成的粪便，通常可以通过排出大便的时间及大便的性质来判断是否胎便排出异常，正常新生儿多数于 24 小时内开始排便，胎便颜色为墨绿色，如 24 小时不见胎便排出，或胎便排出量少，2~4 天仍未排净，或没有正常墨绿色胎便排出，仅排出少量肠道上皮黏膜脱落而成的灰白或青灰色黏液样或胶冻状物，结合患儿呕吐、腹胀情况，应注意检查有无消化道畸形。

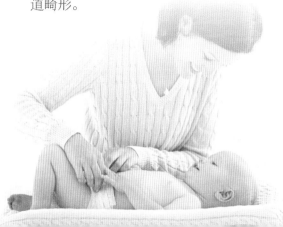

新生儿一天几次大便正常？

吃母乳的新生儿大便略稀且呈金黄色,一般为一天排便2~5次。如果新生儿吃的是配方奶,那么大便次数会相对少些,有的宝宝一天2次大便,且大便通常比较干燥,呈糊状。混合喂养的新生儿,每天大便一般2~4次。

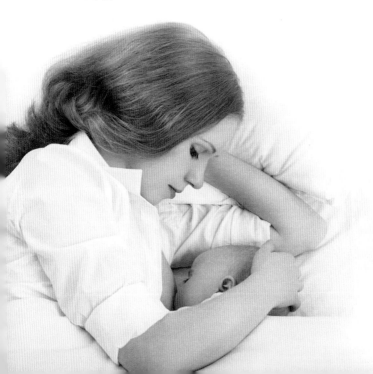

新生儿呕吐正常吗?

新生儿呕吐可以是生理性呕吐,也可是病理性呕吐,简单来说,可以根据呕吐的颜色、性质、方式、时间及持续时间对新生儿呕吐进行简单的判断。

✿ 生理性的良性呕吐:正常新生儿在生后的1~2天内可因在生产时出现难产、窒息或过期产咽下羊水发生咽下综合征,其特点为生后即出现呕吐,进食后呕吐加重,呕吐物为羊水,也可带血,持续1~2天后多自愈;另一种常见的被家长误认为呕吐的是溢奶,因为新生儿的胃食管连接处尚未发育成熟,喂奶后体位原因极易造成溢奶,但大多数通过变换体位及拍嗝可以缓解或消失,而且这种呕吐通常表现为嘴角流出,而非喷射样呕吐。

✿ 病理性的呕吐:通常表现为生后早期发生呕吐,多有母孕期羊水过多史,需要注意消化道畸形的可能性。如生后每次喂水喂奶后即发生呕吐泡沫样液体并伴有呛咳、呼吸困难,应考虑食管畸形的可能;如频繁呕吐,呕吐物为黄绿色液体,多不伴有腹胀,要考虑十二指肠或高

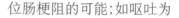

位肠梗阻的可能;如呕吐为大便样物并伴有腹胀明显,需要考虑低位肠梗阻的可能;如呕吐发生在生后2~3周,呕吐为奶,不含有胆汁,喷射样呕吐,几乎每次喂奶后都吐,要考虑先天性肥厚性幽门狭窄的可能。

总之,如果新生儿呕吐,没有内科疾病的原因或内科疾病治愈后仍不缓解,呕吐频繁,呕吐时间长,影响患儿生长发育,甚至根本不能正常喂养,就需要及时就医。

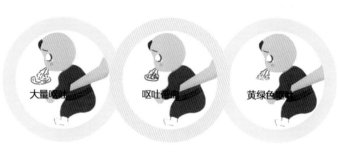

病理性呕吐

呕吐和溢奶如何区别？
溢奶如何处理？

溢奶是奶汁从婴儿嘴角溢出少量奶，约一两口的奶量，吐奶则是婴儿把奶喷出来，可以有白色、黄绿色，多为病理性。

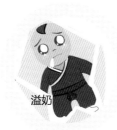

溢奶

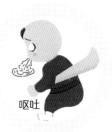

呕吐

呕吐和溢奶的区别

应在新生儿吃完奶后将宝宝抱在大人怀里，身体保持朝右侧半卧位，轻轻拍他的后背，帮助他打嗝，直到把胃内的气泡吐出，可以避免食后发生溢奶。

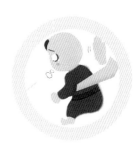

新生儿要怎么拍嗝？

正常喂奶或喂水后，家长可以一手托住宝宝的头，另一手支撑宝宝的屁股，将宝宝竖着抱起来，调整好位置，让宝宝的脸可以靠在大人肩膀上。手掌略为拱起，呈半圆弧、类汤匙状，用空掌的方式轻拍宝宝背部，从背脊或腰部位置，由下往上拍，利用震动原理，慢慢地将宝宝胃内的空气拍出来。

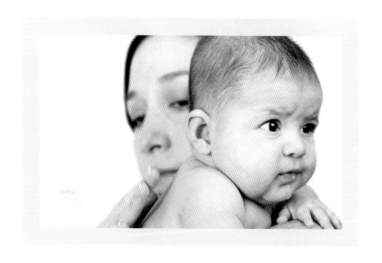

什么样的呕吐需要看外科?

　　出生后不久即出现频繁呕吐,尤其是呕吐黄色、绿色、黄绿色胆汁样或粪汁样液体,提示宝宝可能存在先天性消化道畸形,需及时到儿童外科就诊。出生 2~3 周后开始呕吐,每天数次,逐渐频繁并发展为喷射性,每次进食后不久就发生剧烈呕吐,吐出量较多,吐出物无胆汁,吐后食欲较好,因长期持续呕吐而逐渐消瘦的,可能为先天性幽门肥厚性狭窄,需及时就诊。

新生儿脐带残端何时脱落？
在家如何处理脐带残端？

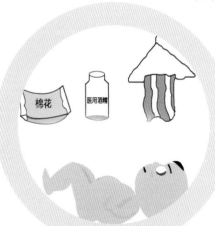

脐带一般在出生后 7~10 天内脱落。但也可有个体差异，有的可以 15 天或更长时间才脱落。只要脐带部位干燥没有红肿或分泌物就无需特殊处理。在家每天用 75% 的医用酒精、棉签给宝宝擦脐带残端，用酒精擦完再用干棉签擦干。

脐带残端脱落后可能会短暂出血，属于正常现象，可以用酒精或碘伏消毒，用棉球或纱纱压迫包扎即可，一般几分钟之内即可止血，如果处理后反复有新鲜出血就要及时就诊了。

脐带残端有肉芽怎么办?

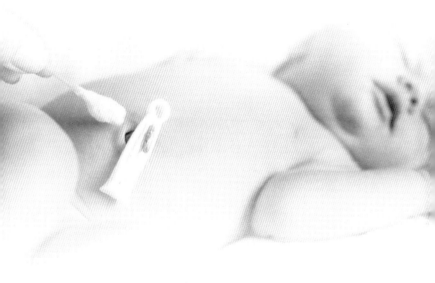

脐带残端有肉芽,表面为鲜红色,表面有渗液,用力擦时会出血,这就是脐肉芽肿。一旦确定,应尽快到医院就诊。如肉芽为米粒或黄豆大小的黏膜样组织,分泌物不多,可能为脐茸,需行电灼术。如脐部肉芽较大,有较多液体且伴有尿臭味,需注意脐尿管瘘可能。如脐部肉芽有大便流出,需注意脐肠管瘘可能。

新生儿脐带残端有哪些
异常情况?

脐带残端是一个创面,如果处理不当,会造成局部细菌感染,严重者可以引发败血症等严重后果。最常见的残端异常为:脐炎,表现为脐部的红肿、脓性渗出,严重者可引发局部软组织感染甚至全身败血症;脐部肉芽肿,表现为脐部长期慢性炎症的患儿,脐部可见肉芽增生,表面可见坏死脱落的组织或脓性渗出,极易引发周围组织感染;先天性发育异常,脐茸和脐窦、卵黄管囊肿、脐肠瘘、梅克尔憩室及脐尿管瘘。

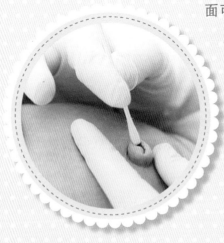

新生儿脐部有分泌物怎么办?

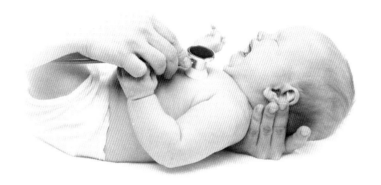

如脐部有少量透明或者淡黄色稀薄分泌物,可用 75% 的医用酒精、甲硝唑液体消毒,然后再用干棉签擦干。如见有液体分泌物流出,或有红肿表现,且哭闹加重,应怀疑脐部感染,要带孩子及时到医院检查。

新生儿脐部凸出是什么问题?

部分新生儿可以见到脐部凸出,并且随着哭闹、咳嗽等腹压增高而凸出明显增大,平静安睡后变小,用手轻压膨出部分即可纳入腹腔,这是新生儿脐疝的表现,一般在新生儿时期无需特殊处理。

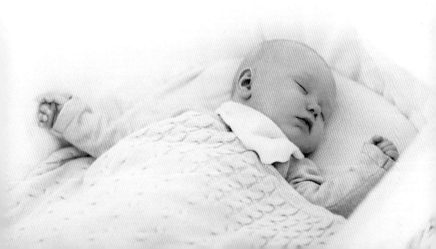

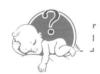

新生儿"无尿"是怎么回事?

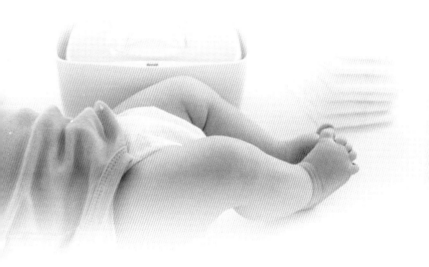

正常新生儿往往于分娩后不久即排尿,有些新生儿在生后前 2 天内无尿,可能是新生儿出生没有喂奶,补充液体量不足,或从皮肤蒸发水分过多所致,如超过上述时间仍无尿,应送往医院检查。

新生儿哭闹有什么外科原因?

常见的外科原因造成的新生儿哭闹:

✿ 产伤:如锁骨骨折、股骨骨折、臂丛损伤等,这种患儿哭闹有明确的诱因,如搬动患儿固定肢体,体位变化。

✿ 腹痛:为最常见的原因,大多数正常新生儿亦会因短暂肠痉挛造成腹痛而哭闹,表现为无明显诱因的短暂的哭闹,能自行缓解,不影响喂养;但少数患有胃肠道疾病的新生儿腹痛表现为持续性不能缓解,伴有发热、呕吐、血便,严重影响喂养,这些都是外科急症(如消化道梗阻、肠穿孔)的表现,这时就需要到专科医院就医了。

新生儿大便发绿正常吗?

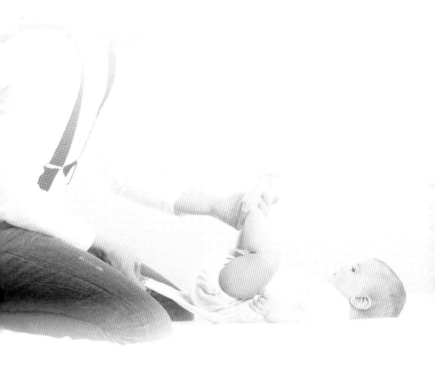

　　出生后新生儿所排胎便是墨绿色的,这是正常的。但是,如果3天后仍发绿则要考虑喂养不足,或是由消化不良引起的。

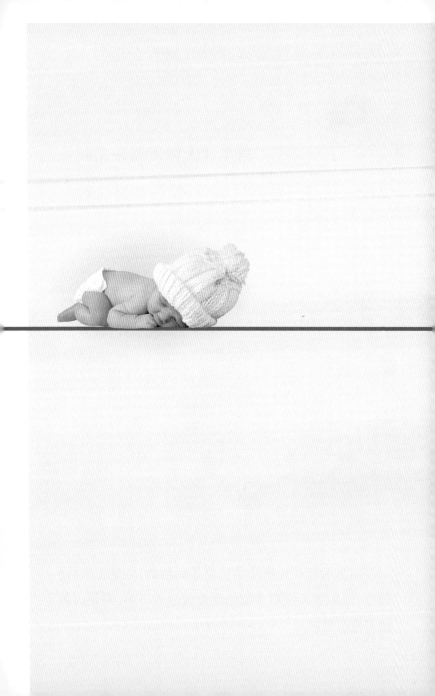

PART 2

门诊健康教育指导

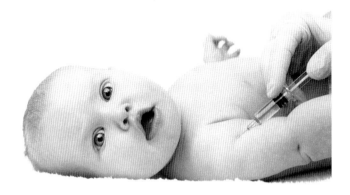

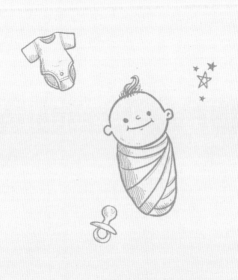

产前发现肠管扩张
是怎么回事？

产前 B 超发现肠管扩张，需要孕期定期随诊复查，如随诊发现肠管扩张加重，同时多伴有羊水的增多，要高度怀疑先天性消化道畸形的可能。正常胎儿于妊娠后期开始吞咽羊水，经胃肠道可以吞咽较多的羊水，从而取得羊水量的平衡。若先天有消化道畸形梗阻，造成羊水循环障碍，羊水积聚在梗阻近端的肠管内而逐渐造成梗阻近端的肠管扩张。

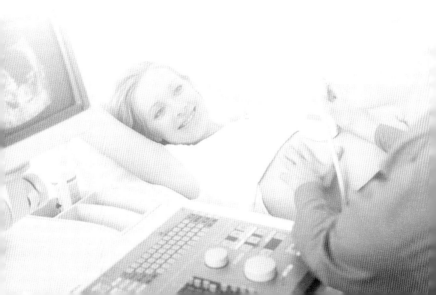

产前发现肠管扩张，
出生后什么时候就诊？

胎儿肠管扩张通常提示胎儿肠梗阻的存在，肠道扩张有可能是肠道先天畸形，或者胎粪堵塞或其他原因引起胎儿一过性肠梗阻。如产前 B 超提示高位肠梗阻或生后发现为肛门闭锁、有频繁呕吐、胎便不正常或者合并腹胀，则生后即需就诊。如扩张为一过性，生后排便正常，吃奶正常，未见呕吐、腹胀等症状可先观察。

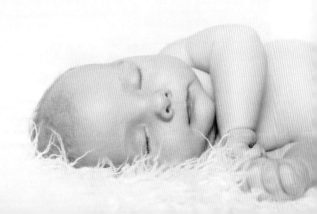

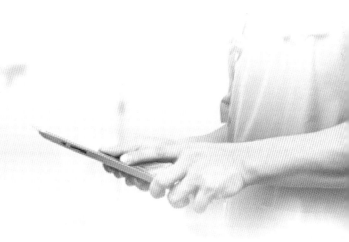

产前发现腹腔囊肿的
可能原因是什么？出生后何时就诊？

　　腹腔囊肿的可能原因有：肠系膜淋巴管瘤，卵巢囊肿，肠重复畸形，囊实性畸胎瘤，先天性肾积水，先天性胆总管囊肿。

　　一般生后即需门诊复查 B 超，根据症状，由医师决定是否需要干预以及确定手术时机。

新生儿肛周红肿是怎么回事?

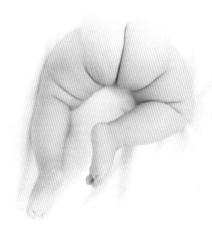

一般认为,新生儿的皮肤稚嫩,若经常腹泻、粪水浸泡,再用粗糙尿布擦拭肛门后,易引起皮肤擦伤,从而出现肛周皮肤溃烂感染引起的软组织红肿。现在新生儿的护臀产品日益先进,透气而柔软,由此而引起的皮肤损伤极少发生,但肛周红肿、感染发生的例数仍较多。患儿排便或擦拭肛门时哭闹明显,或不愿排便,触之疼痛,可伴有发热。重者在肛旁出现红色硬结,2~3 天迅速增大形成脓肿。

肛周脓肿是怎么回事？

肛管、直肠周围软组织内或其周围间隙内或表面皮肤发生急性化脓性感染,并形成脓肿,称为肛周脓肿。部分患儿形成肛瘘,是常见的肛管直肠疾病,也是肛管、直肠炎症病理过程的急性期,肛瘘是慢性期。常见的致病菌有大肠埃希氏菌、金黄色葡萄球菌、链球菌和铜绿假单胞菌,偶有厌氧性细菌和结核分枝杆菌,常是多种病菌混合感染,肛门周围皮下脓肿最常见,多由肛腺感染经外括约肌皮下部向外或直接向外扩散而成。

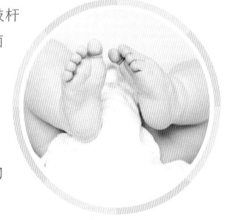

肛周脓肿切开引流
有什么意义？

肛周脓肿一般多位于肛门的两侧皮下，一旦形成脓肿，包块红肿增大明显，患儿易哭，触之哭闹加剧。将脓肿切开，排出脓液，张力下降，可减轻局部的胀痛感。通过换药引流，有利于炎症的消退，促进感染的好转、愈合。

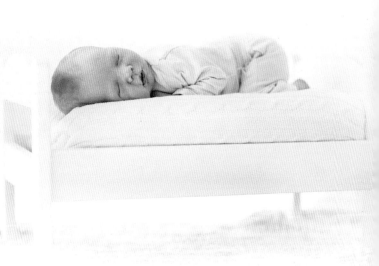

肛周脓肿如何护理？

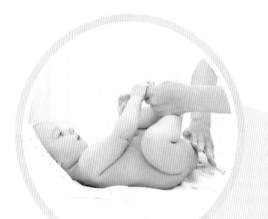

注意肛门周围的清洁卫生,如已化脓,应及早就诊行切开排脓术,每天可用3%硼酸水坐浴,每天撑开切口,避免过早愈合,同时治疗炎症,保持局部清洁,避免感染扩散。

肛周脓肿与肛瘘是一回事吗？

肛周脓肿是致病菌从局部的肛隐窝入侵后进一步累及肛腺并向肛门直肠的周围间隙扩散而形成的脓肿。肛瘘是指肛管或直肠与肛门周围皮肤之间有一个相连通的感染性管道。肛瘘属于慢性感染，是肛周脓肿发生的后遗症，是肛周脓肿溃破自我引流后或经过脓肿切开引流后，感染局限化而形成的一个瘘管。它是一个潜在的感染病灶，当抵抗力下降或解稀水便时，即出现反复的感染发作。

肛瘘一定要手术吗?
何时手术?

部分肛瘘可以自行愈合,无需手术,一般经过抗炎、切开引流、局部护理等治疗可好转,如果没有好转,仍从原脓肿的外瘘口反复溢脓多次,而且瘘管增粗、质地变韧,说明保守治疗无效,此时则需进行手术治疗了。

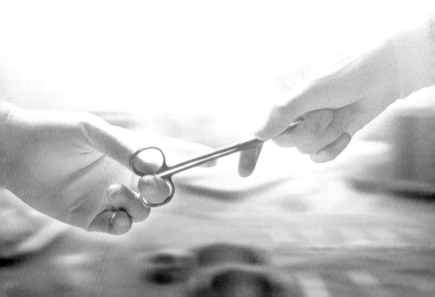

新生儿黄疸有哪些外科原因？

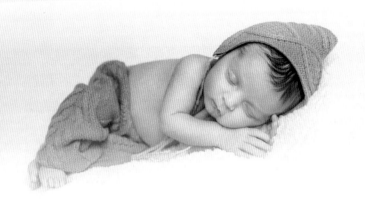

　　新生儿黄疸的外科原因大多是由于胆道畸形引起的，以先天性胆道闭锁、先天性胆道扩张症较为常见。另外，胆汁淤积、肝脏占位、肠道畸形、胆道附近的肿瘤或肝蒂内门静脉旁淋巴结肿大可以压迫胆道发生梗阻性黄疸，均有可能引起新生儿黄疸。

新生儿外科性黄疸的主要表现是什么？需要做哪些基本检查？

新生儿外科性黄疸的主要表现为：生后即有皮肤黄染或逐渐出现皮肤黄染，并进行性加重，粪色变陶土色，尿色加深至红茶色，内科按照新生儿肝炎治疗黄疸不消退，血液检查胆红素持续增高，并以结合胆红素增高为主。肝功能先为正常，之后转氨酶逐渐增高。外科性黄疸需行血生化、尿常规、肝胆B超、胆道核素扫描及磁共振胰胆管造影等检查。

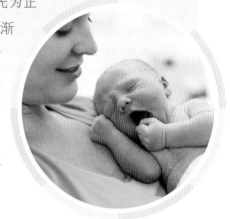

哪些原因可能引起新生儿便秘？

常见的引起新生儿便秘的外科原因为胎粪栓塞和先天性巨结肠、先天性直肠肛门畸形。胎粪栓塞为生后胎便排出时间延迟并可伴有腹胀及呕吐，经肛查或生理盐水灌肠排出黏稠胎便后腹胀缓解，以后可以正常喂养及排便，不再出现便秘，而先天性巨结肠患儿与胎粪栓塞症状相似，肛查或生理盐水灌肠腹胀缓解，但数天后再出现便秘、腹胀等症状，经常需要开塞露、灌肠辅助排便，这样的孩子需要到医院就诊，行进一步检查以明确诊断。

先天性直肠肛门畸形约95%病例合并瘘管，其中包括会阴瘘和肛门狭窄，患儿可以表现为便秘、排便困难，仔细的会阴部检查即可发现肛门异常。少见的原因有：先天性甲状腺功能减退、先天性脊髓发育异常、脊髓肿瘤等。

便秘就是先天性巨结肠吗？

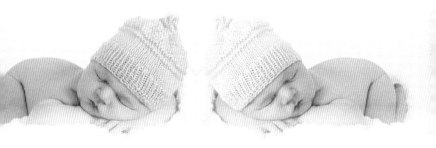

　　不是，可以说便秘大部分都不是先天
性巨结肠，很多妈妈在孩子出现便秘时，往
往认为是先天性巨结肠，其实这是错误的。
新生儿及小婴儿由于尚未添加辅食，平时
只吃奶，饮食单一，加之肠道功能尚未发育
完全，肠道有益菌群相对匮乏，常常发生功
能性便秘。另外，甲状腺功能减退也可以
引起便秘。

新生儿腹胀有哪些可能的原因?

新生儿腹胀常见的内科原因为新生儿消化不良,新生儿乳糖不耐受,主要发生在牛奶喂养的患儿,因肠道产气过多造成。另外,先天性甲状腺功能减退患儿常伴有腹胀及便秘。外科原因为先天性巨结肠、先天性肛门直肠畸形、先天性消化道畸形、新生儿坏死性小肠结肠炎、消化道穿孔腹膜炎、腹股沟疝嵌顿等。

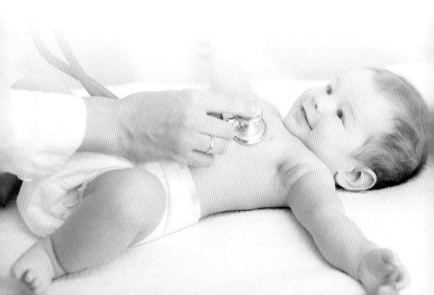

如何判断新生儿腹胀？

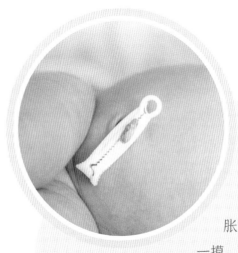

判断新生儿腹胀的办法是：二看一摸。二看：一看平躺时腹部是否高于胸部；二看肚子是否有静脉或者"青筋"显露，如果能看到明显静脉显露，往往提示宝宝肚子胀了。一摸：宝宝睡着时摸摸肚子是否柔软，如不柔软，则往往提示有腹胀。

什么是先天性巨结肠？

先天性巨结肠是由于直肠或结肠远端的肠管持续痉挛，粪便淤滞在近端结肠，造成巨结肠肥厚、扩张，是小儿常见的先天性肠道畸形。本病的发病机制是远端肠管神经节细胞缺如，或功能异常，使肠管处于痉挛狭窄状态，肠管通而不畅，近端肠管代偿性增大，壁增厚。

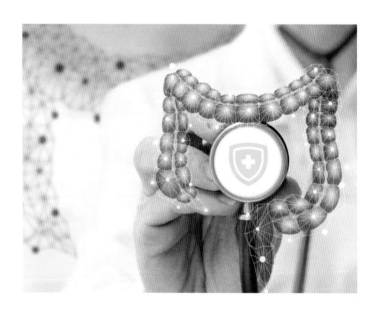

先天性巨结肠有哪些表现?

先天性巨结肠往往在出生后即有表现,几乎所有的巨结肠都有胎便排出延迟和生后反复腹胀,即生后第一次大便排出时间超过 24 小时,常常第一次需要开塞露辅助排便,以后反复出现便秘、排便困难,严重者反复肠道感染,肛门检查时排出恶臭大便。

先天性巨结肠要怎么诊断？
如何治疗？

先天性巨结肠的诊断：

🌼 新生儿生后不排胎便或胎便排出延迟，常伴有呕吐及腹胀，经开塞露通便或洗肠腹胀多可缓解，但数天后症状复发。大一些的患儿通常有长期的便秘病史，有的还伴有呕吐、腹胀、肠炎的病史。

🌼 查体：严重的患儿可见腹胀，腹壁静脉曲张，肛查可感觉到肛门括约肌松弛反射消失，可及裹手感，退指时有大量的排气排便。

🌼 辅助检查：钡剂灌肠侧位和前后位照片中可见到典型的痉挛肠段和扩张肠段，排

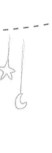
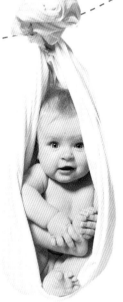

钡功能差,24 小时后仍有钡剂存留。合并肠炎时扩张肠段肠壁呈锯齿状表现。肛门直肠测压直肠肛管抑制反射消失。直肠黏膜活检镜检出神经节细胞缺如和神经纤维丛粗大是诊断的金标准。

关于先天性巨结肠的治疗,早期或轻症者可行扩肛通便或洗肠维持排便,定期复查,确诊巨结肠需手术治疗。

肛门闭锁是什么疾病？

肛门闭锁症又称锁肛、无肛门症,总称为先天性直肠肛门畸形。是小儿外科常见的先天畸形,占消化道畸形的第一位,发病率为 $1/5\,000 \sim 1/1\,500$。其包括一系列先天性的病损,表现为直肠与肛管发育异常(闭锁或狭窄),约95%病例合并瘘管,严重影响患儿生命。绝大多数患儿在出生后即需要矫治。

其有不同类型,从轻微的低位畸形到非常复杂的泄殖腔畸形。除肛门直肠本身缺陷外,伴发有其他系统畸形的概率较高。

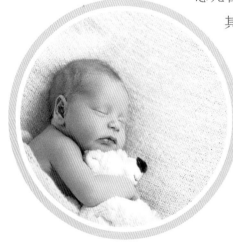

肛门闭锁如何治疗？

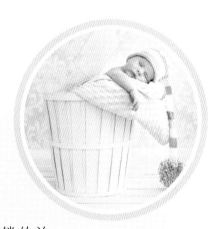

　　对于肛门闭锁的治疗,男女有差异,但总的说来,肛门闭锁均需手术治疗,低位肛门闭锁行一期会阴肛门成形术;严重的肛门闭锁(高位无肛)需分期手术,早期行结肠造瘘术,3~6个月后行肛门成形及肠瘘闭合手术。建议发现问题后及时至专科医院就诊。

肛门闭锁的孩子术后
生活受影响吗？

一般来讲,高位肛门闭锁的孩子术后多发生便秘、大便污裤甚至失禁等排便功能障碍的症状;低位肛门闭锁术后多数排便功能良好,但易出现便秘。有症状就会对正常生活造成影响,需要定时复诊,在医师的指导下通过药物、调节控制饮食、排便训练、灌肠等治疗过正常人的生活。

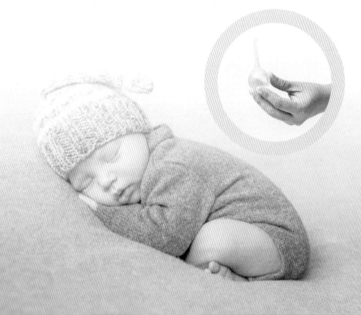

脐疝需要治疗吗?

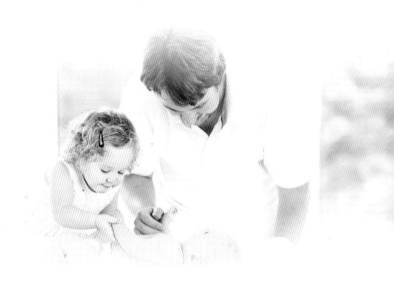

脐疝一般不需治疗,可观察至2岁,80%~90%患儿可自行愈合;直径>2cm,将来可能需手术,但需手术的可能性仍然很小。

新生儿便血有哪些
可能的原因？

新生儿便血可能原因有：肠道炎症、感染，新生儿坏死性小肠结肠炎，消化道畸形如梅克尔憩室，绞窄性肠梗阻如肠旋转不良并肠扭转、腹股沟疝嵌顿等，出血性疾病如维生素 K 缺乏等。

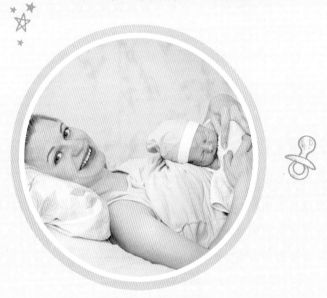

何为新生儿鞘膜积液?
需要治疗吗?

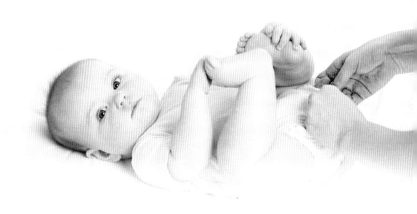

　　刚出生不久的新生儿有可能出现阴囊肿大,肉眼观察有很透明的感觉,为新生儿鞘膜积液,此种疾病建议观察 1～1.5 岁后,如不吸收再行手术。但家长往往很难明确诊断新生儿鞘膜积液,建议家长发现此类情况后,到专业儿童医院行 B 超检查,避免误诊。大多数的新生儿鞘膜积液在 1 岁左右可以自行吸收,故 1 岁内不需要特殊处理。

新生儿腹股沟疝有哪些表现？如何治疗？

腹股沟区出现包块，时大时小，时有时无，是腹股沟疝的典型表现，如发生嵌顿，则包块不能缩小，触摸时患儿疼痛哭闹，应及时就医。

家长常在孩子哭闹或洗澡换尿布时首次发现腹股沟包块，如果包块在哭闹时出现，安静入睡后自行消失，则无需特殊处理；但腹股沟疝极少能自愈，往往需要手术治疗，手术多可在出生6个月后进行，如为女孩，疝的内容物为卵巢且滑疝可能性大，为避免器官损伤或自行扭转需要早期手术治疗。

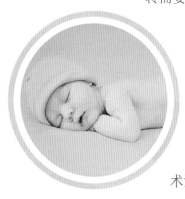

如果发现腹股沟包块，孩子哭闹不止，包块硬、有压痛，逐渐出现呕吐、腹胀就说明发生了疝嵌顿，需要及时到医院外科急诊就诊。根据具体情况采用镇静、手法复位或手术治疗。

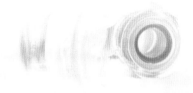

引起新生儿呼吸困难的
疾病有哪些?

　　新生儿呼吸次数大概为每分钟 40～50 次,出现呼吸过快或者面色发青、发紫往往提示呼吸困难,新生儿呼吸困难原因复杂,大体分为心肺部问题(如先天性心脏病、肺发育不良、肺炎以及食管闭锁、食管气管瘘引起的吸入性、化学性肺炎等),脑部问题(脑发育不良等)及严重的腹胀(如先天性巨结肠或者消化道穿孔导致的严重腹胀),当新生儿出现呼吸困难,建议到专科医院及时就诊。

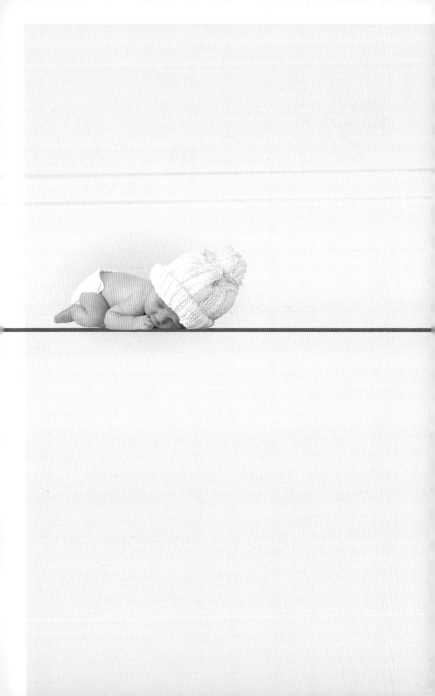

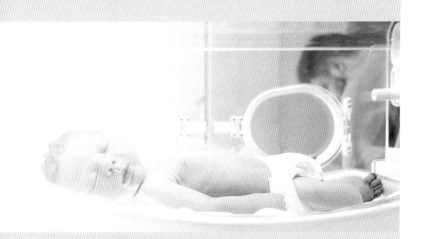

PART 3

住院患儿健康教育指导

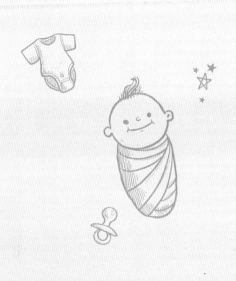

腹部手术后需要保养吗?
能不能洗澡?

　　一般腹部手术之后,需要适当的活动,减少肠粘连发生的机会,但不能剧烈运动,减少肠管的相对运动,防止腹痛发生。应注意饮食,不要进食生冷及难以消化的食物,防止肠蠕动异常引起腹痛。除此以外,并不需要特殊的保养。

　　切口拆线 2~3 天后,如果伤口愈合良好,无红肿,无疼痛,可正常洗澡。

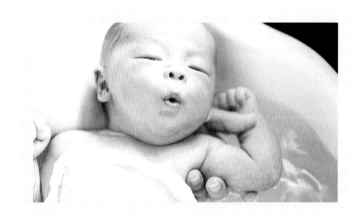

什么是先天性肥厚性幽门狭窄？
如何治疗？

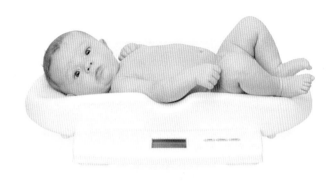

先天性肥厚性幽门狭窄是一种先天性疾病。幽门是胃的出口，肥厚性幽门狭窄就是由于幽门的肌层肥厚，导致进食的奶不能顺利通过，引起的不完全性的梗阻。典型的临床表现为生后2~3周出现吐奶，不含胆汁，并呈进行性加重的喷射性呕吐，体重不增甚至减轻，大小便减少。最终因为不能进食，引起消瘦、营养不良、电解质紊乱。

目前公认的有效治疗方法为手术治疗，保守治疗效果不确定，存在争议。

先天性肥厚性幽门狭窄手术出院后如何喂养？出现何种情况需要外科复诊？

先天性肥厚性幽门狭窄手术出院后,小儿可以仍有少量呕吐,不必太在意。而且本身小婴儿食管短,易呕吐。喂奶后,要将小儿竖直抱起,拍出嗝后再放下,防止呕吐。喂奶量早期一次不要增加过多,宜少量多餐,增加喂奶次数。如果术后仍出现反复呕吐,体重仍不增加或增加缓慢,有腹胀、切口感染、排便困难等症状,此时均需外科复诊。

哪些疾病可导致十二指肠梗阻？

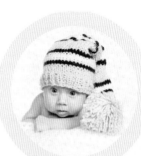

引发十二指肠梗阻的常见疾病有：肠旋转不良、十二指肠隔膜、环形胰腺。少见的还有十二指肠前门静脉、肠系膜上动脉综合征等。

十二指肠梗阻术后要注意什么?

十二指肠梗阻原因较多,手术后主要注意患儿有无反复呕吐黄绿色液体、大便排出是否通畅及是否有腹胀,如有这三种情况任何一种均需外科门诊复诊。若术后仍然反复呕吐,可能有肠道功能不良、肠粘连,若有大便带血,则需警惕肠扭转,均需及时就诊。

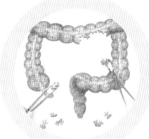

十二指肠梗阻术后
为什么会呕吐?

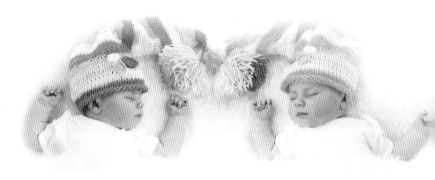

　　十二指肠梗阻术后因为梗阻近端肠管扩张明显,肠功能恢复较慢,术后可能呕吐。如果吻合口不通畅,术后长期呕吐,则需要进一步处理。肠旋转不良的患儿还会因为术后肠管再次扭转引起梗阻,出现呕吐。

先天性巨结肠术前
要注意什么?

　　先天性巨结肠手术前需进行充分的肠道准备,减轻肠管炎症和水肿,减少肠道食物残渣残留,主要是进行清洁回流灌肠,就是每天洗肠,同时注意营养吸收,吃容易消化、残渣少的食物。

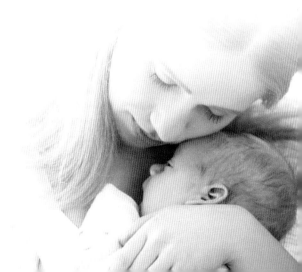

先天性巨结肠术后
大便次数增多正常吗？

由于现在所采用的巨结肠根治术都是经肛门进行手术的，手术时需要牵拉扩大肛门，便于手术操作，往往导致术后大便增多。另外，巨结肠根治术是将没有功能的肠管切除，拖下的近端肠管虽然功能正常了，但是由于潴留的粪便释放的毒素侵蚀破坏了肠黏膜，形成的肠道炎症反应亦可导致大便增多。如果大便为黄色糊状便或湖绿色便，没有恶臭，则属于正常，随着括约肌水肿消退，收缩功能恢复，以及肠道炎症逐渐减轻，大便次数会逐渐减少。但是在恢复过程中，如再次出现肠道炎症、腹胀、腹泻、大便恶臭、发热等症状则需要及时就诊。

先天性巨结肠术后腹胀是怎么回事?

巨结肠术后出现腹胀往往有两种情况:一种是肠子发炎了,宝宝常会伴有大便很臭,大便颜色和平时不一样,部分宝宝会伴有发热,此类情况应立即就医;另一种情况是巨结肠术后,因仍保留了部分较粗的(本质上是正常的)结肠,这部分结肠功能恢复慢,会导致腹胀,可在医师指导下进行辅助排气或者清洁回流灌肠,一般 1~2 个月后可完全缓解。

先天性巨结肠术后大便出现何种情况需要就诊？

　　正常患儿的大便是金黄色的糊状便或者为青绿色大便。而对巨结肠患儿来说，术后早期大便次数较多，只要是黄色糊状便都属正常现象，如果大便逐渐变为灰绿色、土黄色，同时伴有恶臭，或者一直排稀水样便，次数在 10 次左右或以上，肛周因粪水的浸泡而红肿糜烂，则需要到医院检查治疗。另外，有部分患儿可能表现出排便次数减少、腹胀，甚至发热，要及时到医院检查治疗。

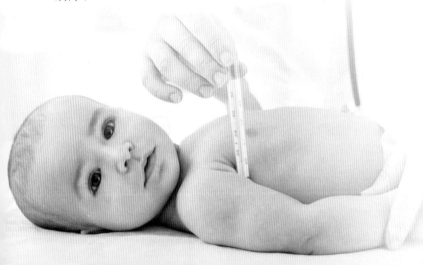

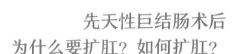

先天性巨结肠术后
为什么要扩肛？如何扩肛？

先天性巨结肠手术方法较多，部分手术方法术后需要扩肛，主要目的是防止术后瘢痕挛缩，同时可以训练宝宝养成良好的排便习惯。

巨结肠术后的扩肛时间为术后两周开始；第一次扩肛时应到医院，由医师选择合适大小型号的扩肛器进行扩肛并教会家长扩肛的方法，告知家长扩肛的注意事项和要求，以及复查的时间。同时要强调扩肛时一定要将患儿固定好，避免患儿乱动，引起不必要的损伤。轻度的损伤会加重肛管、吻合口的瘢痕，增加扩肛的难度，影响排便的效果，重者可导致撕裂。

先天性巨结肠在扩肛过程中出现何种情况需要就诊？

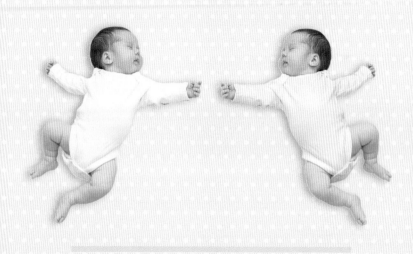

先天性巨结肠扩肛往往从术后 10 余天开始,早期(术后 1 个月内)因手术部位尚不牢固,需特别注意,如出现扩肛出血、腹胀等建议就医。扩肛时扩肛器要顺着肠管方向进入,避免使用暴力。

先天性巨结肠术后可能的
并发症有哪些?

术后早期并发症有:①小肠结肠炎:这是新生儿期巨结肠术前和术后易发的并发症,一旦发生其严重程度和死亡率均较高。如果患儿出现腹胀、发热,水样腹泻或便秘伴有频繁呕吐及脱水现象,即应考虑小肠结肠炎,需要及时就诊。②吻合口感染、裂开。③出血:少见。④伤口感染、裂开:少见于开腹手术者。⑤术后肠梗阻。

术后远期常见的并发症:①污裤、便失禁;②便秘;③腹胀。出现上述问题要及时就诊。

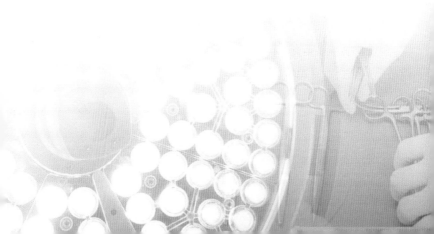

先天性巨结肠预后怎样？

先天性巨结肠目前总体预后尚好。部分患儿会出现吻合口感染、裂开、巨结肠复发、排便控制障碍等问题。短段型、常见型巨结肠,手术后都可以保留部分结肠,预后都较好。长段型、全结肠型巨结肠因需切除大部分或全部结肠,术后营养、水分吸收较困难,排便控制有一定的问题,部分患儿预后尚不能令人十分满意。

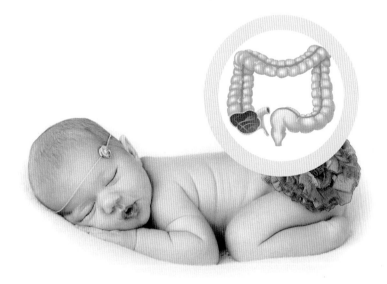

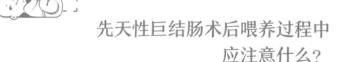

先天性巨结肠术后喂养过程中
应注意什么？

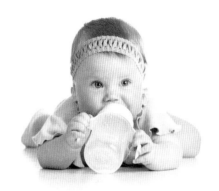

先天性巨结肠术后的患儿在喂养上大多没有什么需要特别注意的,予以母乳喂养或者应用相应年龄段要求的婴幼儿奶粉即可。巨结肠术后往往出现大便时稀时干、时多时少的情况,这和肠道功能不稳定有关,建议添加益生菌口服,逐步调理。

先天性巨结肠为什么
需要术后复查?

先天性巨结肠手术虽然切除了痉挛狭窄段和扩张段没有蠕动功能的肠管,能正常排便了,但保留的正常结肠因术前有粪便潴留,产生毒素或多或少都对肠管黏膜造成了损伤,使黏膜水肿、充血,炎性细胞浸润黏膜层,依然有肠炎现象,吻合口的炎症反应可能会比较明显,使吻合口的瘢痕反应较重,容易狭窄,因此术后复查

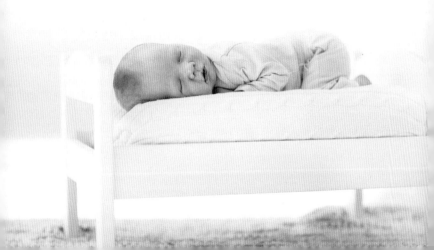

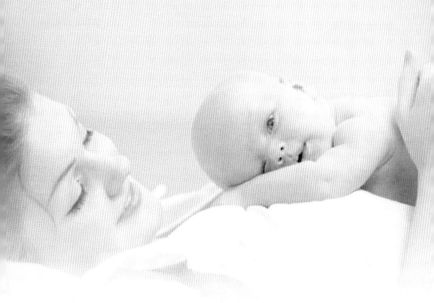

首先要进行扩肛,消除狭窄,并且定期复查,检验扩肛的效果。其次,切除的病变肠管近端肠壁有炎症反应的患儿,术后极易发作肠炎,尤其在受凉、上呼吸道感染时,定期复查了解患儿的饮食、排便情况和大便性状色泽、有无恶臭现象,检查腹部是否膨隆,必要时要腹部 X 线平片,并予以对症治疗。远期复查可以了解患儿的排便功能,如有腹胀、便秘、污裤、便失禁等情况要及时处理治疗,提高生活质量。

先天性巨结肠患儿
饮食需要控制吗？

先天性巨结肠患儿饮食没有明确控制，但尽量让宝宝养成一日三餐、荤素搭配、不吃零食的规律健康饮食习惯。

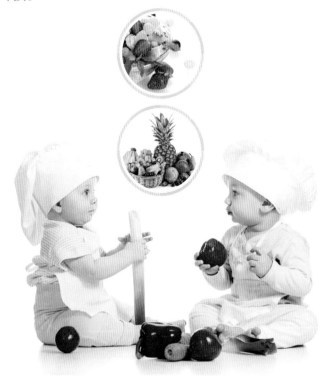

先天性巨结肠术后如何进行肛门护理?

术后早期肠液和粪便会不时从肛门内溢出,粪水的浸泡和腐蚀可导致肛周皮肤红肿、糜烂,术后的肛门护理十分重要,肛门护理的要点就是四个字:清洁、干燥。护理的方法为用一只手的示指和中指分开肛门,用盐水棉球将溢出的粪水和肠液清洗干净后,再用电吹风吹干肛周皮肤及肛门,可以外涂鞣酸软膏或氧化锌擦剂,红肿严重时可涂消炎软膏。由于肛门经常处于溢粪状态,需要家长耐心和细心,轻柔地进行清洗,以达到满意的效果。

肠造瘘术后需要注意什么?

肠造瘘术后首先要注意的是造瘘口肠管色泽,正常肠管呈现粉红色,若是发紫、发白那就不对了;第二,要注意肠管周围皮肤是否完好,造瘘口大便容易污染周围皮肤,导致皮肤破溃糜烂出血;第三,要注意观察造瘘口肠管在不在位,如果造瘘口肠管变大或是变小了,那么表示肠管有可能外翻脱出或者回缩了;最后,要注意造瘘口排便、排气情况,尤其是小肠造瘘的患儿,若造瘘口频繁排出稀水样便,患儿出现尿量少、皮肤干燥等脱水表现,建议及时就医,如果造瘘袋内排便、排气均较少,且患儿出现腹胀、呕吐等情况,可能存在造瘘口排便不畅或肠梗阻,需及时就医。

肠造瘘术有哪些并发症?

肠造瘘术后常见的并发症有:造瘘口周皮肤糜烂、溃疡,造瘘口回缩,造瘘口狭窄,肠管脱出,造瘘口黏膜出血等。因为造瘘口肠管没有感觉神经,它并不会感觉疼痛,可以应用造瘘袋等进行护理。肠液排出可以刺激皮肤,导致瘘周皮肤糜烂,时间长了,皮肤还会出现溃疡。可以使用合适的造瘘口护理品进行护理。造瘘口回缩及狭窄可能因为肠管血运障碍或体重增长过快导致,术后喂养不要使体重过快增长。如果回缩及狭窄影响排便,患儿出现腹胀,则需要进一步处理。造瘘口处腹壁薄弱,小儿哭闹等导致腹压增加,可以使近端肠管自造瘘口脱出,可以在镇静下轻柔复位。如果肠管色泽暗红,血运不佳,则需要及时复位。造瘘口处黏膜暴露,黏膜组织脆弱,易出血,合并炎症后更易出血,多数经过加压后可止血。

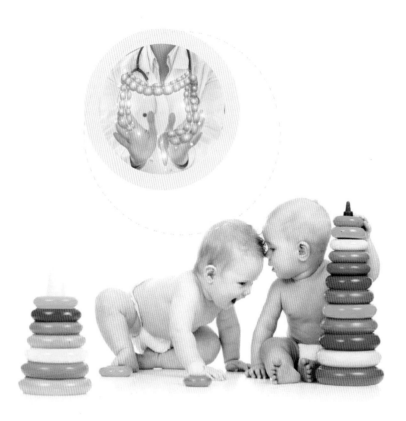

肠造瘘术后有什么表现
表示患儿脱水?

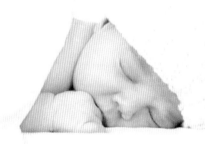

　　当患儿造瘘口排泄出稀便或水样便时,我们就要警惕了,最重要的也是比较容易观察到的表现当然是尿量了,如果家长发现患儿尿量较以前减少了,尿色变得更黄了,尿的次数少了,那患儿可能脱水了;其次,我们还可以观察患儿皮肤、囟门、眼眶甚至精神、食欲等,如果患儿皮肤干燥弹性不好,囟门、眼眶凹陷,精神不好,食欲不佳,表示患儿可能已经脱水,需及时就诊。

肠造瘘术后
何时再做关瘘手术?

依据不同的疾病,关瘘时间各不相同。因为高位肛门闭锁进行的结肠造瘘,在肛门成形术后1~2个月左右可以关闭,但同时还要依照扩肛的情况来决定。因先天性巨结肠进行的造瘘,则可在病情稳定,体重增长良好,进行根治术的同时关闭造瘘口。因肠梗阻进行的造瘘,可在术后6个月左右行关瘘术。暂时性的肠外置,可在病情平稳后1周内进行关闭术。因坏死性小肠结肠炎、胎粪性腹膜炎等所致的肠穿孔、腹膜炎而进行的肠造瘘最好于术后3个月后关瘘。

肠造瘘术后
造瘘口如何护理?

　　肠造瘘术后造瘘口的护理主要有造瘘袋更换、造瘘口周围皮肤护理,观察造瘘口排便情况(量、形状、色泽)、造瘘口并发症情况、腹部情况等。

　　一般住院期间护士已经指导家长如何更换造瘘袋,家长要能做到造瘘袋底盘开口大小及造瘘口与底盘开口间间隙合适,如开口过大,导致粪便污染腹壁造成皮肤破溃糜烂;过小则导致摩擦损伤造瘘口肠管,造成出血、肉芽增生。应粘贴紧密,避免反复粘贴,一旦发生松脱、渗漏等应及时更换,及时清理造瘘袋内大便,一般三天更换一次造瘘袋。

　　造瘘口周围腹壁若发红、破溃、皮疹,需考虑并发皮炎,要及时处理,及时更换渗漏造瘘袋,必要时停止使用,保持局部清洁干燥,以免感染加重。

造瘘口若频繁排出稀水样便,尤其是小肠造瘘的患儿,可以给予止泻、补液等处理,若患儿出现尿量少、皮肤干燥等脱水表现,建议及时就医;如果造瘘袋内排便排气均较少,且患儿出现腹胀、呕吐等情况,可能存有造瘘口排便不畅或肠梗阻,需及时就医。

对造瘘口肠管色泽、大小、有无出血等情况,也要密切关注:如果患儿造瘘肠管发白、发紫,说明有缺血,如果此时患儿在哭闹,应尽量使其安静,如果色泽不好转,要及时就医;如果造瘘口肠管变大,可能出现了外翻脱出,如果不能及时缩回,可能造成肠管"卡"住了;如果造瘘口肠管变小,表示可能出现了肠管回缩,若外观不能看见肠管,无排便、排气要及时就医;造瘘口肠管黏膜易受损出血,不要惊慌,只要压住出血地方数分钟就可止血,若出血较多或不止,要及时就医。

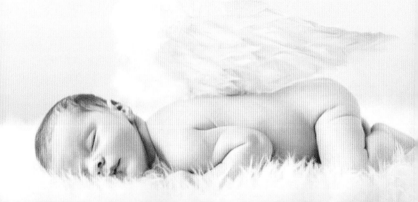

肛门成形术后短期需要
注意哪些问题？

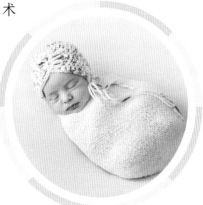

肛门成形术术后短期需要注意的就是肛周护理和扩肛。对于不同类型的肛门闭锁成形术后护理方法略有不同：

🌼 对于低位的肛门闭锁采用一期经会阴肛门成形术，只要做到肛门部清洁干燥的要求即可，在分开肛门护理时不能用力过大，避免伤口裂开，直肠回缩，造成瘢痕性狭窄。

🌼 对于女婴的无肛直肠前庭瘘的肛门成形术，采用前矢状入路肛门成形

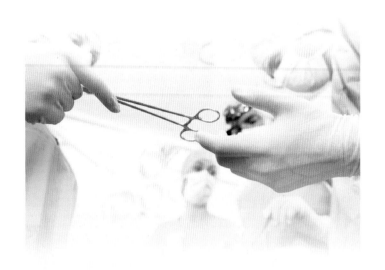

术,术后护理的重点就是要保持会阴部的清洁干燥,避免伤口感染、裂开。

　　🌼 对于中高位肛门闭锁已行结肠造瘘的肛门成形术后的肛门,由于没有粪便的污染,护理相对要简单一点,只要将溢出的肠黏液擦拭干净,保持干燥即可。

　　术后2周在没有肛周感染的情况下,开始在医师的指导下进行扩肛训练。

肛门成形术后为什么要扩肛?

肛门成形的人工肛门周围有伤口,术后扩肛的主要目的是防止伤口瘢痕挛缩,导致肛门狭窄,失去治疗效果,同时也可以检查肛门伤口愈合情况;若术后不能及时有效按序扩肛,可能导致肛门逐渐狭小,出现顽固性便秘,甚至会导致继发性直肠结肠病变,只能再次手术治疗将其变宽,重新进入扩肛程序,这样会增加患儿创伤与痛苦,影响预后,所以要坚持,一般术后 10～15 天开始扩肛,根据肛门不同情况一般每天扩肛 1～2 次,每次 5 分钟左右,直至瘢痕软化,直肠指检进入顺畅,一般维持 6 个月。若大便成形约大拇指粗,经过一次扩肛检查后不再需要继续扩肛。

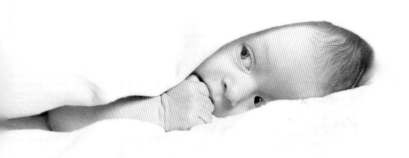

肛门成形术后怎样扩肛？

术后两周肛周没有感染糜烂,即可以扩肛。第一次扩肛时应到医院,由医师选择合适大小型号的扩肛器进行扩肛并教会家长扩肛的方法。扩肛的注意事项和要求:每次扩肛动作要轻柔,每一根扩肛器使用的天数不限(但不宜超过5~7天),只要感觉扩肛器探入肛门不紧了,就可以在细的扩肛器引导下使用粗一号的扩肛器。为了避免加重肛门瘢痕,扩肛时要尽量固定患儿,不让孩子扭动;或者扩肛时要跟随孩子的活动方向进行扩肛,坚决不能与孩子对抗,避免对肛门造成损伤,形成新的瘢痕使肛门瘢痕加重,影响肛门功能的顺利恢复。

肛门成形术后扩肛过程中出现何种情况需要就诊?

　　家长在给患儿扩肛过程中可能会出现患儿哭闹、出血、扩肛器置入困难、扩肛器"吸"入肛门、突然腹胀哭闹不止。

　　扩肛过程中患儿难免会哭闹、出血,少许鲜红色血可能为扩肛时损伤出血,初次扩肛或增大扩肛号码时会有少量出血,这影响不大,家长若此时放弃扩肛那就前功尽弃了;但是,如果家长感觉扩肛器用力置入时有突破感,此时患儿突然大声哭闹不止、出血较多、患儿出现腹胀,那要警惕是否肠子被戳穿,应及时就医。

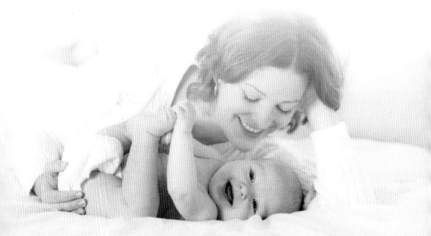

扩肛过程中需间断增加扩肛器号码即扩肛器直径，在调换大号扩肛器时，如果出现置入困难，可以先用前一号扩数分钟后再放入大号扩肛器，但是，如果仍有置入困难，切记不可"暴力插入"，造成额外损伤，可以就医处理或请医师指导。

一般在扩肛过程中，家长一定要一只手握持扩肛器尾端，切不可松掉"放任自由"，一旦扩肛器滑出，需重新置入，会增加痛苦，另外，如果扩肛器被"吸入"直肠结肠，需立即就医。

肛门成形术后在喂养过程中
有何注意事项？

肛门成形术后的新生儿在喂养方面没有特别的要求,待 4 个月以后应按正常婴儿一样添加辅食,能进食普通饮食后,应该按照营养均衡的要求,蔬菜、水果等富含纤维素的食物与肉类食物都要按比例喂养,避免挑食,影响排便。

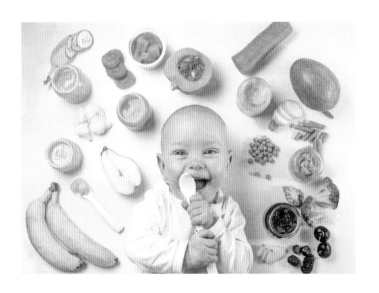

肛门成形术后为什么需要复查?

肛门成形术后患儿可能出现扩肛不到位,肛门黏膜外翻脱垂、出血破溃感染,排便控制问题,肛门周围感染等问题;术后不仅需要后续扩肛治疗,而且需要家长护理肛门,训练患儿排便功能。

肛门成形术后需按序扩肛,一般医师开始时会制定扩肛顺序及维持时间,但是毕竟存在个体差异,建议定期复查,必要时可调整扩肛顺序,避免扩肛效果差,影响预后。

肛门成形术后患儿肛门的外观不同于常人,有时由于护理不到位,加之术后有患儿出现直肠黏膜外翻脱垂等情况,导致出血破溃,继发感染,应定期复查,若复查3~6个月脱垂无好转,必要时需手术切除外翻脱垂的黏膜。

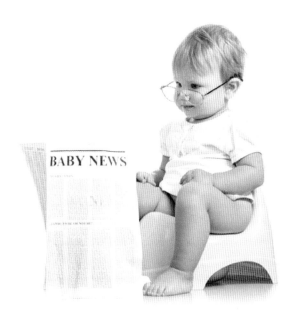

　　最后一点尤为重要,无肛患儿不是行肛门成形术治疗后就治疗结束了,还要家长注意患儿饮食,训练患儿排便。我们发现有些家长手术结束后认为病治好了,就"放任自由",等到患儿大了出现后遗症比如排便出现问题才就诊,那时为时已晚。术后复查尤为重要,尤其在婴幼儿期,要定期复查,家长应清楚如何合理喂养,如何护理肛门,如何训练排便,出现问题及时处理补救。

肛门成形术后
饮食需要控制吗?

中低位肛门闭锁的肛门成形术后,只要按要求进行扩肛训练,肛门周围没有瘢痕,肛门呈内收状,闭合良好,没有狭窄,患儿均能正常饮食,但患儿自己或者喂奶的母亲应尽量避免喝凉的饮料及进食有辣椒的食物,否则患儿易出现解稀便,大便次数增多。

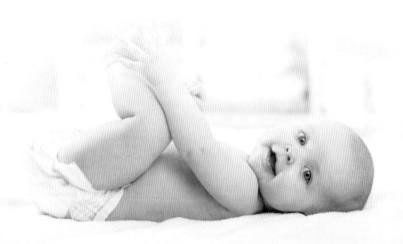

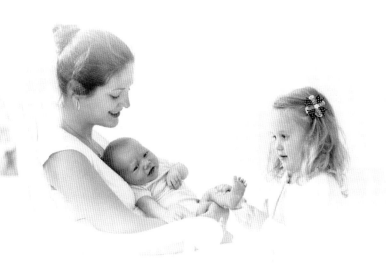

　　高位无肛有排便功能障碍的患儿,在患儿3岁后需要进行肠道的管理,其目的是确保患儿上学时能保持内裤清洁,随身没有粪便的恶臭味。这包括患儿每天灌肠,灌肠后排便训练,并行腹部摄片了解肠道清洁程度,摸索确定患儿能排空结肠和保持内裤24小时清洁的个体化灌肠量,对一直需要灌肠的患儿,饮食方面就要少食含纤维素的食物,以便于灌肠时不容易堵管,降低灌肠的难度。

肛门成形术后如何
进行肛门护理?

肛门成形术后患儿的肛门不同于常人,直肠直接与皮肤缝合,直肠黏膜常暴露甚至外翻脱垂,需要清洁干燥,无损伤护理。术后早期要用消毒药水清洗肛门避免继发感染,后期也要避免用粗糙的卫生纸擦拭,应用水清洗蘸干。如果局部破溃出血,可以用硼酸水坐浴。肛门成形术后不建议长期把患儿排便,这样会导致直肠黏膜外翻脱垂,甚至脱肛。如果直肠黏膜有外翻脱垂,在去除诱发因素后,定期复查3~6个月如无好转,需考虑手术切除。

肛门成形术后大便能正常吗?

大多数低位肛门闭锁肛门成形术后的患儿,经过正规的扩肛排便训练后肛门瘢痕消失,没有狭窄者,排便功能基本正常,部分患儿可以出现便秘。多数高位肛门闭锁肛门成形术后排便功能难以达到完全正常,容易出现污粪甚至是大便失禁,需要及时就诊。

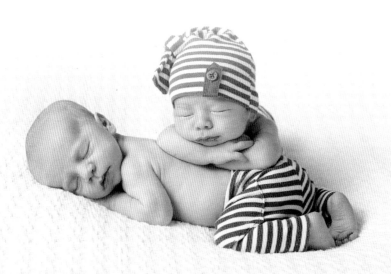

肛门成形术后什么表现是便秘？

便秘是临床上比较常见的复杂症状,主要是指排便次数减少、粪便量减少、大便干结、排便费力等症状。然而,对于肛门成形术后的患儿来说,婴幼儿排便每2天≤1次,年长儿排便每周<3次,可认为排便次数减少;粪便量少;粪便形状改变,如粪便干硬、粗大或呈球形,另一种情况,大便不成形或为稀便,亦难以排出;排便困难,如排便费力,过度用力,面色胀红,呻吟有声,伴有黏膜外翻脱垂逐渐加重。

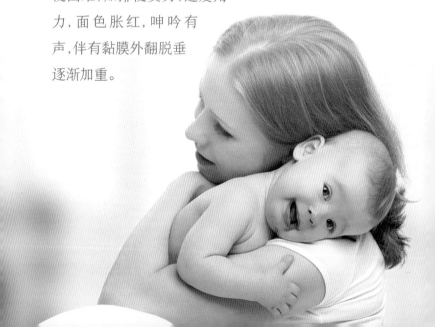

何种类型的先天性直肠肛门畸形
进行肛门成形术后容易合并便秘？

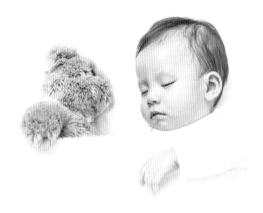

　　低位直肠肛门畸形（如先天性肛门闭锁并会阴瘘、先天性肛门闭锁并直肠前庭瘘、肛门狭窄）术后较少出现污裤、便失禁等排便控制不良情况，但容易出现便秘，因而家长要重视，注意观察，及时就诊。

肛门成形术后便秘如何处理？

肛门成形术后合理有效扩肛可以避免肛门狭窄,减少便秘的发生,这一点比较重要。

✿ 一般处理:第一,家长可以纠正不良饮食习惯,母乳喂养的婴儿出现便秘较为少见,此时仍处于扩肛阶段,如有便秘症状,可以加一些菜水、果汁;4个月以上的婴儿,需要合理添加辅食,如菜泥、果泥等;较大的婴儿,加吃菜泥、菜沫、水果、粥类等辅食;再大一些,我们可以给予一些谷类食物及含有粗纤维的蔬菜等。定时喂养,避免油炸辛辣以及零食。第二,训练患儿养成良好的排便习惯,应培养和建立每天2次至少1次排便的习惯。我们认为,饭后尤其晚饭后训练患儿排便较为合适,让患儿使用坐便器,需要循序渐进,切不可操之过急甚至鲁莽惩戒,这样反而适得其反。第三,培养良好生活习惯,要让患儿规律起居,积极参与体育锻炼,培养良好心理素质。

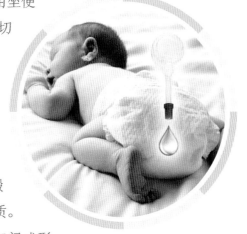

❀ 药物处理:肛门成形术后患儿便秘就诊时,建议首先应采取措施如开塞露通便或生理盐水灌肠,排净直肠内淤积的干结大便,可以酌情应用缓泻剂,辅助排便。

❀ 就医处理:对于那些术后便秘患儿经饮食排便训练等处理,症状不缓解,则需要行钡灌肠造影检查,观察直肠结肠形态,有无直肠肛门狭窄、巨结肠、乙状结肠冗长等情况,予生理盐水灌肠,仍无缓解,直肠及乙状结肠扩张明显可考虑手术治疗。生物反馈治疗,是让患儿主观能动训练学会根据信号提示控制体内的一些不随意功能,以达到排便功能趋于正常的方法。然而,对于合并有脊膜膨出等患儿,便秘就较难处理了。

什么是肛门成形术后污粪？

肛门成形术后污粪是指成形或半成形的（松散的）或液体的粪便不自主地排出体外污染内衣。污粪是肛门成形术后常见的并发症，污粪与大便失禁界限不明确，多数医师认为污粪较大便失禁程度轻。所有大便失禁都伴有不同程度的不自主排便而造成污粪，因此污粪的范畴较大便失禁大。

肛门成形术后年龄增大后如何进行排便训练？

患儿年龄增大后,可以在玩耍或游戏中进行排便训练,对于肛门括约肌松弛的患儿,主要进行:

❀ 抬臀弓背锻炼(屈髋屈膝平卧于床,抬臀直髋、弓背挺腹,放下再重复),在进行该项训练时可见肛门有明显的上提动作,轻度的黏膜外翻也能因此而回缩。

❀ 并腿踮脚提臀训练,或者两腿夹球蹦跳。

❀ 按摩刺激肛门括约肌环,这些方法均能增加盆底肌和肛门括约肌收缩力度,长期坚持训练,盆底可上提,外凸的肛口可逐渐回缩,呈内收状,基本达到控便的效果。

肠旋转不良的治疗目的是什么？

肠旋转不良有的又称为肠回转不良,是指肠管在胚胎发育过程中以肠系膜上动脉为轴心的旋转运动发生异常或不完全,导致肠管位置发生异常和肠系膜附着不全,出现膜状组织压迫,会引起肠梗阻和／或肠扭转。

对于有梗阻症状比如呕吐含有黄绿色液体或急性腹痛发作(并发肠扭转)等,应积极手术治疗,手术治疗的目的主要是解除肠管梗阻,将肠扭转复位,去除压迫肠管膜状组织,松解空肠起始部的粘连,切除阑尾,理顺肠管,将十二指肠及小肠纳入腹腔右侧,盲肠和全结肠置于腹腔左侧。然而,对于胃肠道检查意外发现的无症状患儿的肠旋转不良,目前对于新生儿可继续观察,但是对于婴幼儿暂观察持谨慎态度。

肠旋转不良术后肠管是怎样的？

肠旋转不良的患儿因宫内肠管发育过程受阻,导致肠管正常旋转固定的过程中断,形成腹膜索带压迫十二指肠,空肠起始段迂曲,形成不全性梗阻。小肠系膜根部狭窄,肠管易扭转,扭转后形成完全性梗阻。患儿无正常结肠框,回盲部位于左上腹。手术是将腹膜索带松解,十二指肠拉直,置于右侧腹,将小肠系膜根部打开,回盲部放置于左上腹,切除位置异常的阑尾。但是手术并不能将位置异常的结肠固定于正常位置,术后结肠位于左侧腹,松解后的小肠系膜根部也不能像正常儿一样广泛附着于后腹壁。

肠旋转不良要切除阑尾吗？

　　肠旋转不良手术需要切除阑尾，这是手术步骤的一部分。虽然，一般认为阑尾在儿童和青春期作为免疫器官之一，但是成人后其功能全部被淋巴结及脾脏所替代，其能发挥多少免疫功能尚不确定，故原则是在肠旋转不良手术中切除阑尾，以绝后患。由于术后会将回盲部置于左上腹部，会给今后阑尾炎的诊断带来很大的困难与干扰，日后出现左上腹疼痛，分不清到底是阑尾发炎还是胃痛，易造成误诊，延误治疗时机。加之阑尾切除术在婴儿操作中简单易行，不会耽误多少手术时间；如果不切除，日后即使确诊为阑尾炎，也会给手术切除阑尾造成困难，那时腹腔内肠管会发生粘连，阑尾寻找困难，手术创伤较大。

肠旋转不良术后再扭转
是怎么回事?

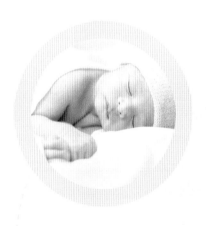

正常儿童的小肠系膜自左上至右下固定于后腹壁,系膜根部宽大。肠旋转不良的患儿小肠系膜根部窄小,手术松解后可展平肠系膜,但仍不能像正常儿一样,所以术后仍可能再扭转。

新生儿手术后什么时候
能接受预防接种?

新生儿期需要预防接种的疫苗主要为乙肝疫苗、卡介苗。乙肝疫苗第一针、卡介苗,一般于新生儿出生后24小时内即接种了,乙肝疫苗第二针为生后1个月时接种。手术的打击创伤,可能降低患儿免疫功能,不建议手术后即考虑预防接种,一般建议患儿术后恢复平稳,喂养量正常,体重增加满意,无发热、腹泻等情况,再考虑预防接种。疫苗也有其禁忌证需要警惕,比如乙肝疫苗禁忌为肝炎、发热、急性感染(坏死性小肠结肠炎、切口感染、腹腔感染等)、慢性严重疾病(复杂的先天性心脏病、短肠综合征、小肠造瘘术后等)、过敏体质。卡介苗接种禁忌为早产的宝宝、低出生体重的宝宝(出生体重<2 500克)等,可以推迟至纠正胎龄和体重增加满意后再接种;正在发热、腹泻,或者患有严重皮肤疾病应延期接种;结核病,急性传染病,心、肾疾患,免疫功能不全的宝宝应禁止接种。

肠粘连是什么？有哪些症状？

　　肠管暴露于空气中后，受到刺激，肠壁细胞分泌液体，液体中含有纤维素、蛋白等黏性物质，在吸收的过程中沉着于肠管表面，且术后肠管功能受限，肠蠕动消失，可以导致相邻肠管之间粘连。在病理状况下，如肠炎及腹腔内感染时，有炎性因子释放，是更强的刺激因素，分泌液体更多，导致粘连会更严重。在早期形成松散粘连后，随着肠管蠕动恢复，相邻肠管之间随着肠蠕动的活动，粘连逐渐松开。而且，随着时间推移，渗出物质逐渐吸收，都有利于粘连的恢复。单纯的肠粘连无直接症状，肠管蠕动时的相对运动，因肠管受牵拉可以导致疼痛。如粘连肠管成角，可以影响肠内容物通过，患儿可以间断腹痛、腹胀。严重成角时，肠管内容物完全不能通过，形成肠梗阻，患儿出现梗阻症状。

腹腔手术后为什么
会发生肠粘连？

　　肠粘连在临床中较为常见，是由于各种原因引起的肠管与肠管之间、肠管与腹膜之间、肠管与腹腔内脏器之间发生的不正常黏附，有的会导致继发肠梗阻。肠粘连原因除了先天性原因(胎粪性腹膜炎等)之外，不外乎损伤或炎症两大因素。手术中肠管暴露与外界环境接触导致出现肠粘连可能，如果手术中手术时间长增加肠管暴露时间、术者动作粗糙、手术创面较大、出血止血不彻底等增加肠粘连机会；如果腹腔内存有感染(比如肠坏死、肠穿孔、腹膜炎等)，腹腔内炎症导致炎性水肿渗出或脓性渗出大大增加了手术后肠粘连的机会。当然，肠粘连的严重程度与每个人对腹膜或肠管浆膜的损伤反应的敏感性有关。

肠粘连能预防吗？
出现什么情况要尽早就诊？

　　肠粘连不能预防。现在手术中可以应用一些减轻炎症反应的药物，有减轻粘连的作用。但依据个人体质不同，可以有不同的反应。渗出性体质的患儿，肠粘连会重。粘连患儿不一定有症状，有时可出现腹痛。出现腹胀，呕吐，停止排气、排便时，即可能形成肠梗阻，需及时就医。

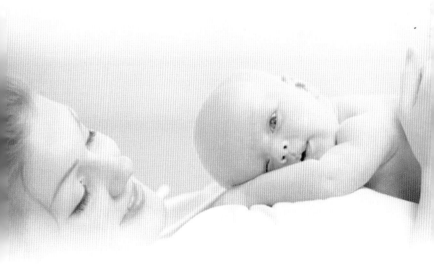

肠粘连一定要手术吗？
什么情况下需要手术？

肠粘连不等于肠梗阻，不一定需要手术。即使腹腔内存有广泛粘连，但是肠内容物通过顺畅，即无肠梗阻，无需手术处理。

但如果肠粘连出现粘连性肠梗阻就需要治疗了，患儿会出现呕吐，腹胀，停止排气、排便，腹痛等症状。粘

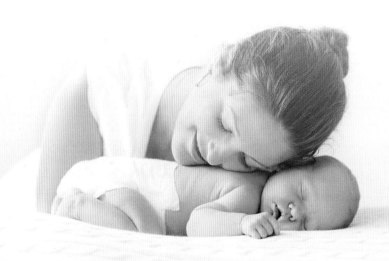

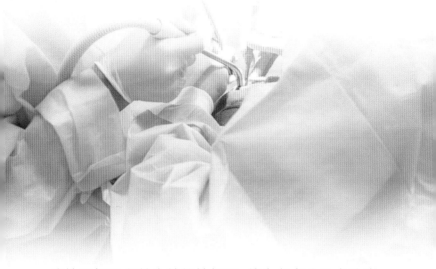

连性肠梗阻多数为单纯性梗阻,首先考虑非手术治疗。肠粘连的病理改变在患儿发生梗阻之前就已经存在,在患儿肠动力紊乱、剧烈运动、饱餐等诱发下造成肠内容物通过困难甚至受阻从而出现肠梗阻;随着肠内容物蓄积滞留,肠管水肿扩张伴有渗出,进一步加剧肠梗阻。此时通过减压有效将近端内容物清除,可以使梗阻缓解。

然而,对于经非手术治疗无效,呕吐、腹胀不缓解,仍无排气、排便,且一般情况恶化者,应尽早手术治疗,以免肠管继发性坏死穿孔、毒素吸收,出现中毒性脑病、休克等不良情况。手术治疗的目的是解除梗阻并防止复发。

先天性食管闭锁的表现是什么？

由于食管闭锁患儿不能吞咽唾液,出生后会很快表现出唾液过多,带泡沫的唾液从口腔、鼻孔溢出,并出现阵发性咳嗽、窒息甚至暂时性青紫。典型表现为喂奶(或葡萄糖水)时,患儿吸吮一两口后即开始咳嗽,随即奶汁从鼻孔和口腔溢出,同时呼吸困难、面色发绀,这是由于食物迅速充满食管上段盲袋后,反流入气管、支气管。如迅速从口腔、咽部吸出液体以及小儿咳嗽将呼吸道排净后,患儿情况又趋于正常,以后每次试行喂奶,均将发生同样的症状。

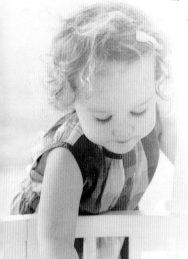
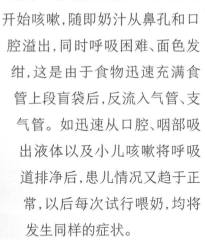

先天性食管闭锁术后发生食管狭窄的表现是什么?

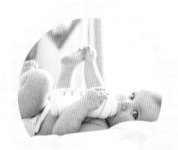

先天性食管闭锁术后发生食管吻合口狭窄的表现为患儿出现喂奶或进食时呕吐,咽下困难,伴有咳嗽、呼吸困难等症状,应及时就诊。应进行食管造影检查,确定吻合口狭窄后行食管扩张术。

先天性食管闭锁术后发生
食管狭窄如何治疗？

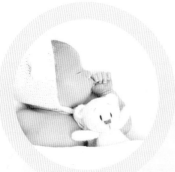

先天性食管闭锁术后
食管造影几乎所有患儿都
会有一定程度的吻合口狭窄,如无症状可不需
要治疗。一旦出现喂奶或进食时呕吐,伴有呼
吸困难等症状,应进行食管造影检查,确定吻
合口狭窄后行食管扩张术。

先天性食管闭锁术后出现
吻合口瘘应如何治疗？

先天性食管闭锁术后出现小的吻合口瘘,临床无症状,通常在术后食管造影时发现,经过禁食及抗生素治疗 1~2 周可愈合。严重的吻合口瘘主要表现为早期的张力性气胸和胸腔引流出现大量唾液。完全瘘者罕见。只要经吻合口的胃管,通过较长时间充分的胸腔闭式引流,应用广谱抗生素和静脉营养,吻合口瘘常可愈合。对于严重的吻合口瘘保守治疗不能控制感染者,需要再次行食管吻合术,或行颈部食管造瘘和胃造瘘术。以后再行食管替代术。

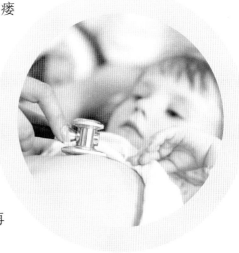

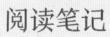

阅读笔记